AF500353

EXAMEN

DU PROJET DE LOI

SUR LES ALIÉNÉS.

On trouve chez le même libraire :

DES MALADIES MENTALES considérées sous les rapports médical, hygiénique et médico-légal par E. ESQUIROL.— Paris, 1838, 2 forts volumes in-8°, accompagnés d'un atlas de 27 planches gravées. 20 fr.

IMP. DE MOQUET ET COMP.,
Rue de la Harpe, 90.

EXAMEN

DU PROJET DE LOI

SUR LES ALIÉNÉS,

PAR E. ESQUIROL,

Médecin en chef de la maison royale des Aliénés de Charenton, ancien inspecteur-général de l'Université, Membre de l'Académie royale de médecine, etc.

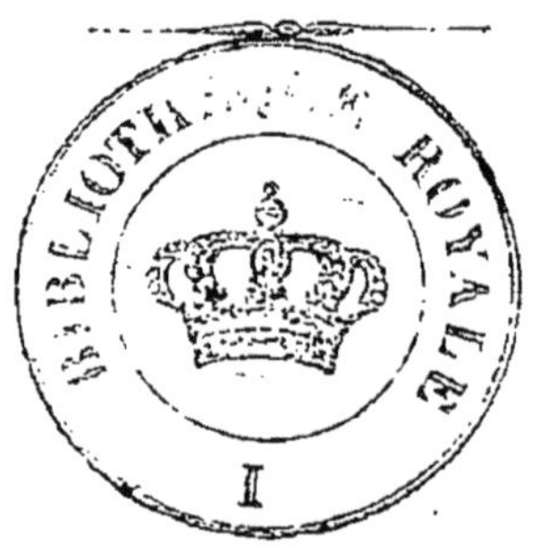

PARIS.

CHEZ J.-B. BAILLIÈRE,

LIBRAIRE DE L'ACADÉMIE ROYALE DE MÉDECINE,

RUE DE L'ÉCOLE-DE-MÉDECINE, N. 13 BIS.

A LONDRES, MÊME MAISON, 219, *REGENT-STREET*.

1838

EXAMEN

DU PROJET DE LOI

SUR LES ALIÉNÉS.

Jadis on ne regardait comme fous que les maniaques furieux et les individus dans un état habituel d'imbécillité ou de démence. Les lois anciennes ordonnèrent le renfermement des furieux, parce qu'ils troublent l'ordre public ; elles autorisèrent et prescrivirent l'interdiction des fous pour la conservation de leur fortune. Elles satisfirent ainsi aux besoins connus à l'époque où elles furent rendues.

Mais depuis l'observation a révélé de nouveaux faits. La folie, mieux étudiée, mieux connue, les médecins ont classé parmi les fous les monomaniaques. Ces derniers conservent une portion de leur intelligence et de leurs affections, ils ne déraisonnent ni constamment ni sur toutes sortes d'objets. Ils sont habituellement paisibles et inoffensifs ; pourquoi les priver de la liberté? La loi de 1790 ne leur est point applicable ; car ces fous à idées partielles ne troublent pas l'ordre public, ne sont pas dans un état habituel de fureur, de démence ou d'imbécillité; mais ils sont dans un état imminent de délire, toujours prêts à sortir des bornes de la raison, et souvent poussés à des actes dangereux pour eux et pour les autres. Ces monomaniaques forment une classe nombreuse parmi les aliénés. L'existence de leur délire, qui n'est ni général ni habituel, n'est que plus difficile à constater ; ici ressort la plus grande difficulté d'une loi sur les aliénés à laquelle cependant les malades atteints de délire partiel ne peuvent rester étrangers.

Depuis que la médecine a constaté que les fous ne sont point incurables, que, pour obtenir leur guérison, il faut les isoler, et que la guérison est d'autant plus certaine que l'isolement suit de plus près l'invasion de la maladie, l'isolement est devenu une nécessité. Cette nécessité est encore une complication qui augmente les difficultés de la nouvelle loi.

Et d'abord qu'entend-on par isolement ?

L'isolement consiste à soustraire l'aliéné à ses habitudes, en l'éloignant des lieux qu'il habite, en le séparant de sa famille, de ses amis, de ses serviteurs, en l'entourant d'objets nouveaux et de soins étrangers. L'isolement a pour but de briser la direction vicieuse des idées, des affections et des déterminations de celui qui n'est plus guidé par la raison.

L'aliéné qu'on isole est retenu chez lui, ou dans une maison étrangère, dans un hospice, ou dans une maison de santé; privé de la liberté, soumis à un régime, à des soins et à un traitement que le plus souvent il repousse. Sans doute, l'aliéné qu'on isole n'est pas renfermé entre quatre murs étroits, et dérobé à tous les regards ; au contraire, il jouit d'une certaine liberté ; il est entouré de prévenances et de soins; vit en société avec des hommes raisonnables et bienveillants ; ce sont là du moins les exigences de la science qui enseigne à guérir la folie; mais il ne jouit plus de la plénitude de la liberté et de l'exercice des droits civils. L'isolement est donc une dérogation au droit commun. Tout ce qui se fait depuis l'invasion de la folie jusqu'au jugement d'interdiction était arbitraire et même illégal, à moins que l'aliéné, troublant l'ordre public, ne devienne passif de la loi de 1790. L'isolement réclame donc une loi pour en légaliser l'usage et en prévenir les abus.

La société doit protéger la santé des citoyens aussi bien que leur liberté.

Le premier besoin de l'homme malade est de guérir.

L'aliéné est un malade dès qu'il frappe à la porte du lieu où il espère trouver la guérison ; il a le droit d'y entrer sans empêchement aucun.

Comme la maladie place l'aliéné dans des conditions exceptionnelles, la loi intervient. Mais, en intervenant, la loi ne doit pas blesser les droits de la famille qui doit être indépendante dans les soins qu'elle donne à l'un de ses membres malades. Le législateur doit craindre d'étouffer des sentiments nobles et généreux en les comprimant par des rigueurs légales ; il doit craindre par trop d'exigences de nuire à la guérison de l'aliéné. La loi est d'autant plus difficile dans son application qu'elle s'adresse à des objets mobiles, variables, insaisissables et d'une appréciation quelquefois presque impossible. Aussi toutes les législations se taisent sur les conditions de l'isolement. Il y a là une lacune que j'ai signalée le premier dans un mémoire sur l'isolement des aliénés, que j'ai lu à l'académie des sciences, et imprimé en 1832. Cette lacune est-elle le résultat de l'indifférence pour la liberté individuelle, ou bien les législateurs ont-ils reculé devant les difficultés ?

L'administration, suppléant au silence de la loi, a fait des réglements, déterminé les formalités et les précautions pour l'admission et le séjour des aliénés dans les hospices et les maisons de santé; mais ces réglements varient en France dans les différentes localités. A Paris les aliénés sont admis à la maison royale de Charenton sur la réquisition du maire du domicile du malade; ils peuvent être reçus d'urgence; mais aussitôt leur admission, le médecin en chef constate leur état mental, et le directeur réclame la réquisition du maire du domicile. Les aliénés entrent dans les hospices de la Salpétrière et de Bicêtre comme les autres malades entrent dans les hôpitaux. Conduits au bureau central d'admission des hospices, on leur délivre un bulletin d'admission. L'admission dans les maisons particulières a lieu après les arrangements faits entre les familles et les chefs de ces établisements, et cette admission est régularisée par l'envoi dans les 24 heures, au préfet de police, d'un bulletin contenant les noms, prénoms, l'âge, le sexe, le lieu d'habitation de l'aliéné admis, et dans les trois jours, le préfet délègue un médecin assisté d'un commissaire de police qui constate l'état mental de l'aliéné. Dans tel département l'interdiction est nécessaire avant d'obtenir l'admission; dans tel autre il suffit de traiter avec les administrateurs; ici le maire délivre l'autorisation; là c'est le préfet. Quelquefois l'autorité se refuse à autoriser ou à ordonner l'isolement, tantôt parce qu'elle ne sait où envoyer l'aliéné, tantôt parce que l'aliéné n'est pas interdit; tantôt enfin parce qu'il n'y a pas de fonds assignés pour cet objet; tantôt parce que les hospices n'ont pas de locaux suffisants ou convenables, ni d'argent pour ces malades. Lorsque les aliénés troublent l'ordre, ils sont renfermés dans les prisons. On laisse en liberté les monomaniaques et les lypémaniaques parce qu'ils sont paisibles ; mais bientôt entraînés par les idées qui les dominent, ces malheureux se tuent, tuent les personnes qui les entourent, n'épargnant pas les objets de leurs plus chères affections. Nul doute que beaucoup d'homicides et surtout beaucoup de suicides n'eussent été prévenus si les aliénés qui les ont commis avaient été isolés à temps.

Les magistrats, fidèles à la lettre du Code, n'envoient les aliénés dans les hospices qu'après avoir provoqué leur interdiction ; et, en attendant, pour ne pas violer la liberté individuelle, ils les font enfermer dans les prisons. Avant la loi des finances de 1836, les préfets ne savaient où prendre les fonds pour subvenir aux frais de la séquestration des aliénés ; mais n'en manquant point pour les prisonniers, ils envoyaient les fous dans les prisons. Les établissements publics fondés pour une ville ou pour un département, encombrés de malades, appréhendant de dépasser leurs ressources, refusaient les aliénés étrangers, ou s'ils les admettaient, ce n'était qu'après des formalités interminables.

Depuis bien des années les médecins avaient élevé la voix en faveur des aliénés. Ils avaient fait connaître au gouvernement le sort déplorable des malades renfermés dans les hospices, dans les dépôts de mendicité, dans les prisons ou laissés sur la voie publique. Ils avaient révélé les entraves qui s'opposaient à l'admission de ces malades dans les hospices (1). Ils avaient réclamé une loi d'une application simple et facile, commune à tous les départements, pour l'isolement des

(1) Mémoire au ministre de l'intérieur sur le sort des aliénés, 1818.

aliénés. (1) La nécessité de satisfaire à la voix publique, de retirer ces malades des prisons, d'assurer à tous un asile convenable pour faciliter leur guérison, de garantir la conservation de leur fortune a provoqué enfin le projet de loi présenté aux Chambres, discuté en 1837 et soumis à une nouvelle discussion en 1838.

Les lois anciennes n'ont eu pour but que le maintien de l'ordre public et la conservation de la fortune des aliénés, les lois anciennes ne s'étaient occupées que des aliénés furieux ou qui sont dans un état habituel de démence et d'imbécillité; la loi nouvelle doit s'étendre aux aliénés dont le délire n'est ni général ni habituel, elle doit venir en aide à l'aliéné pour qu'il recouvre sa raison; pour atteindre ce but la loi ne doit avoir rien à démêler avec l'aliéné lui-même qui ne la comprendrait pas, et qui est hors d'état d'en abuser; elle doit s'adresser à ceux qui sous prétexte de folie peuvent violer la liberté individuelle.

L'exposé des motifs du projet du gouvernement résume très-bien l'état de la législation en France relativement aux aliénés. Rien dans nos lois, dit M. le commissaire chargé de défendre le projet, ne prescrivait la conduite à tenir à l'égard de ces malheureux depuis le moment de l'invasion de la maladie jusqu'à l'interdiction, à moins qu'ils ne troublassent l'ordre public; l'expérience ayant proclamé que l'isolement prompt est la première condition de tout traitement méthodique des aliénés, la loi nouvelle doit satisfaire à cette nécessité. Cette loi ne doit point être

(1) Mémoire sur l'isolement des aliénés 1832. Voyez ce Mémoire dans mon ouvrage, *Des Maladies mentales considérées sous les rapports médical, hygiénique et médico-légal*, Paris 1838, T. 2e.

contre, mais pour les aliénés ; il ne suffit pas qu'elle rassure la société contre le désordre que ces malades peuvent provoquer et qu'elle pourvoie à la conservation de leur fortune ; mais elle doit veiller à ce que l'aliéné étant un malade, soit traité de sa maladie ; elle doit poser des règles pour prévenir les abus.

Les caractères de l'autorité administrative sont éminemment appropriés à la nature et à l'ordre des mesures propres à prévenir les abus auxquels l'isolement peut servir de prétexte. En effet cette autorité embrasse dans son action tous les intérêts d'ordre et de salubrité publique ; elle agit avec promptitude et discrétion ; s'il est possible qu'elle s'égare, ses erreurs sont soumises au contrôle de l'autorité judiciaire. Celle-ci par la lenteur et la solennité de ses formes manque aux conditions les plus favorables aux aliénés, à la promptitude dans l'exécution des mesures et au secret en divulguant l'état mental des malades.

Aussi M. le commissaire du gouvernement rejette-t-il l'interdiction comme condition préliminaire à l'isolement ; il veut que l'autorité administrative intervienne toujours, soit qu'elle ordonne d'office, soit qu'elle autorise l'isolement sur la demande des familles. Il prescrit des précautions nombreuses de surveillance pour que le séjour des aliénés dans l'établissement dans lequel ils ont été admis ne se prolonge pas sans motifs. Il exige qu'après deux ans de séjour tout aliéné soit interdit.

L'exigence de l'interdiction deux ans, trois ans, quatre ans après l'invasion de la maladie, est contraire à la lettre et à l'esprit du code pénal. Ils connaissaient bien le cœur humain ceux qui ont présidé à la rédaction de ce code, lorsque, respectant la douleur et le secret de l'intérieur des familles, ils ne prescrivaient la provocation d'office de l'interdiction que dans les cas où l'aliéné est sans parents! Quel serait le but aujourd'hui de l'interdiction, puisque la nouvelle loi indique les moyens légaux pour la conservation de la fortune des aliénés sans qu'il soit nécessaire de recourir à une formalité qui blesse la susceptibilité des familles ?

Afin d'éviter et de prévenir les erreurs de l'autorité administrative, le projet du gouvernement créait une commission qui devait inspecter les établissements d'aliénés et être consultée avant que le préfet délivrât l'ordre d'admission ou de sortie des malades; les Chambres n'ont point admis cette étrange commission; elle eût été un embarras pour l'administration, une entrave pour la prompte exécution des mesures, un effroi pour les familles et un instrument d'intrigues.

M. le Rapporteur de la Chambre des Députés fait mieux ressortir l'idée principale qui doit dominer la nouvelle loi. C'est une loi d'humanité vivement réclamée par les gens de bien. Elle met un terme aux mesures discrétionnaires auxquelles les aliénés sont soumis, elle défend que ces malades soient renfermés dans les prisons, elle pourvoit à ce que tous soient secourus dans des établissements spéciaux, elle repousse toute mesure préventive qui pourrait retarder l'admission dans ces établissements, satisfaisant ainsi aux exigences de la science, au respect dû à la douleur, au secret et même aux préjugés des familles, pour la première fois la loi traite les aliénés comme sont traités les autres malades.

Le projet de la commission s'occupe d'abord des établissements destinés aux aliénés, des conditions auxquelles ils seront établis, de la surveillance à laquelle ils seront soumis. Il prescrit les diverses mesures pour légaliser l'admission et le séjour des malades dans ces maisons, en distinguant ces mesures en celles que doivent prendre les familles et en celles qui appartiennent à l'administration. Enfin le projet de la Chambre des Députés modifie les prescriptions du projet du gouvernement relatives à l'administration de la fortune des aliénés pendant leur isolement.

Les établissements sont publics ou privés. Les premiers fondés par les communes, le département ou le gouvernement, sont en France, très améliorés dit le rapport, mis au niveau des besoins et en état d'accomplir leur destination.

Les établissements privés ne sont pas toujours créés par la spéculation; l'amour de la science et la charité en ont fondé quelques-uns. Ces établissements ne pourront être fondés qu'après l'autorisation préable du gouvernement, qu'après avoir accompli certaines conditions qui seront réglées par l'administration publique. On ne s'explique pas pourquoi, l'autorisation exigée pour fonder un établissement privé n'est pas déférée à l'administration locale, au préfet.

Les établissements privés seront soumis à une surveillance constante et sévère confiée aux préfets qui les visiteront par eux-mêmes ou par leurs délégués. Le même devoir est imposé au procureur du roi, au président du tribunal du lieu où la maison est établie.

Les portes d'une maison d'aliénés doivent s'ouvrir lorsque la maladie a cessé, lorsque la famille réclame la sortie du malade, lorsque le préfet l'ordonne. La sortie peut être demandée au tribunal qui l'ordonne directement. D'après ce rapport amandé, l'interdiction n'est imposée ni avant l'admission ni pendant le séjour des aliénés dans un établissement.

L'interdiction n'étant plus obligatoire après deux ans d'isolement, ainsi que le voulait le projet du gouvernement, les biens des aliénés qui sont isolés seront administrés par les commissions des hospices servant de tutelle à ces malades comme cela se fait pour les enfants abandonnés. Le président du tribunal à la demande du plus diligent ou d'office nommera un administrateur provisoire et commettra un notaire pour représenter l'aliéné, dans les comptes, les partages et les liquidations, imitation de ce qui se fait pour les absents.

Je ferai remarquer, en passant, qu'il y a erreur lorsque M. le rapporteur dit qu'en 1818, il n'y avait en France que huit établissements spéciaux d'aliénés et qu'il y en a trente-quatre aujourd'hui. Le bien ne s'opère pas si vite. La plupart des trente-quatre établissements admettent des individus qui ne sont point aliénés, ou font partie de grands hospices; le nombre des établissements publics exclusivement consacrés aux aliénés reste toujours très limité.

M. le rapporteur estime qu'il n'y a en France que 15,000 aliénés; j'ose croire que le nombre de ces malades est beaucoup plus élevé. C'est une statistique à faire. Je ne connais qu'un pays au monde où un pareil travail ait été fait, c'est la Norwége. Cependant une statistique serait d'une grande utilité. Elle servirait de base fixe pour toutes les améliorations désirables en faveur de ces malades. Mais elle exige de longues et minutieuses recherches que l'administration publique n'obtiendra jamais de ses employés. Il y a trente ans que l'Angleterre s'occupe d'un pareil travail, elle n'a point encore obtenu un résultat positif.

M. le rapporteur de la commission de la Chambre des Pairs maintient la division en trois titres du projet de loi amendé par la Chambre des Députés. Il traite d'abord des établissements, puis du placement des aliénés, et enfin des dispositions pénales.

M. le rapporteur décrit rapidement l'état des aliénés en France. Il signale les villes où de grandes améliorations ont eu lieu; il n'oublie pas les établissements créés par les corporations religieuses et par des particuliers. Il apprécie les avantages pour les aliénés pauvres de l'article VI de la loi des finances, de l'année 1836, qui fait concourir les départements aux dépenses qu'entraînent ces malheureux; cette disposition a fait cesser de nombreux abus et a donné une heureuse impulsion en faveur des aliénés. Après une longue et lumineuse discussion, M. le rapporteur laisse aux départements l'alternative de créer des établissements, ou de traiter avec des établissements publics ou privés pour le placement des aliénés pauvres; les établissements privés, dans ce cas, seront soumis à des prescriptions particulières.

M. le rapporteur se demande : Convient-il que les médecins aient seuls le droit de fonder des établissements privés? Non, répondons non. Ce serait un privilége. Un particulier étranger à l'art de guérir peut organiser un excellent service médical; cette dernière proposition est contestable. Lorsque l'on demande la résidence d'un médecin dans tout établissement d'aliénés, l'on ne réclame pas un privilége, mais on exprime le vœu que les établissements privés comme les établissements publics offrent aux familles un motif de plus de confiance et de garanties pour l'administration du traitement. La résidence du médecin offre des avantages infinis pour les malheureux confiés à leurs soins, à leurs lumières, à leur expérience. Il faut vivre avec les aliénés le jour et la nuit. C'est à ce prix que le médecin apprend à connaître les maladies mentales et à les traiter. Il serait trop long de faire ressortir les graves inconvénients de la non résidence du médecin.

M. le rapporteur de la Chambre des Pairs se défie singulièrement des hommes. Les mesures préventives, les contrôles, l'intervention des juges de paix rendront pénibles aux familles, dangereuses pour les aliénés, fatigantes pour les chefs d'établissement les applications de la loi. M. le rapporteur multiplie les visites et les visiteurs dont ne s'était point fait faute le projet du gouvernement ni le projet amendé par la Chambre des Députés. Il semble que M. le rapporteur de la Chambre des Pairs ait rédigé les amendements sous l'impression qui lui est restée de la lecture des enquêtes du Parlement d'Angleterre et du bill de 1828. Les faits révélés par ces enquêtes sont si nombreux, si odieux et si criminels que la loi ne pouvait être armée de trop de sévérité pour en prévenir le retour. Jamais pareils abus n'ont eu lieu en France. J'ai visité pendant trente ans les hospices, les dépôts de mendicité, les prisons, les maisons de santé où je pouvais soupçonner des aliénés. Je les ai visités plusieurs fois sans être attendu ou annoncé, je n'ai rien vu de semblable. Cependant les réformes en faveur de ces malades n'étaient ni aussi générales, ni aussi complètes qu'elles le sont aujourd'hui. J'ai vu les aliénés dans des cachots sombres et humides, confondus avec des prisonniers et même des criminels, je les ai vus mal vêtus, couchés sur la paille, n'ayant pour toute nourriture que de l'eau et du pain, je les ai vus contenus avec des chaînes, confiés à des gardiens plus ou moins grossiers, victimes des préjugés, de la frayeur qu'ils inspirent, de l'ignorance et d'une déplorable parcimonie; mais ils n'étaient point les victimes de criminelles manœuvres, jamais l'*auri sacra fames* ne fit en France de la plus affreuse des maladies, l'objet de spéculations plus affreuses encore. Dans un pays où le besoin d'argent peut conduire l'homme à la plus horrible perversion morale, les lois ne sauraient être trop soupçonneuses, trop prévoyantes, trop sévères pour prévenir ou pour punir de pareils abus. N'allons point chercher nos projets de loi chez nos voisins. La douceur de nos mœurs, le désintéressement de notre caractère nous mettent à l'abri de semblables excès. Trop de défiance serait injuste envers le pays. Si l'on peut citer chez nous un petit nombre d'abus relatifs à la violation de la liberté individuelle sous prétexte de folie, ces abus sont si rares que monsieur le commissaire du gouvernement assure qu'il n'y en a pas d'exemple constaté chez nous, assertion qui n'a point été démentie par MM. les rapporteurs des deux Chambres « En effet, qui croira sé« rieusement que sous le régime où nous vivons la « liberté individuelle puisse être véritablement mena« cée. Les attentats contre la liberté sont tellement « en dehors de nos mœurs publiques et privées « qu'il suffit de jeter les yeux sur la statistique du « ministre de la justice, pour rester convaincu « que la détention arbitraire est effacée de fait de « la liste des crimes. » C'est ainsi que s'exprime le ministre de l'intérieur dans le premier exposé des motifs du projet de loi soumis à la Chambre des Pairs. J'ajoute que la publicité de la presse est une autre garantie plus puissante encore que toutes les prescriptions légales.

Mais les abus sont possibles. On en cite des exemples. Ils sont bien rares ces exemples, et avant de les faire servir de base à une loi, il eût fallu les constater par une enquête et en discuter l'authenticité par une sage et loyale critique. J'en connais de ces faits qui circulent dans le monde qui les accepte comme vrais, dont je pourrais prouver la fausseté. Mais les abus sont possibles, et sur cette possibilité on fait une loi qui affligera un grand nombre de familles. La possibilité des abus compromet-elle assez la sûreté de la société pour recourir à des mesures préventives si multipliées qu'elles mettront obstacle au bien qu'on se propose.

Vous ne voulez pas vous en rapporter à la bonté de nos mœurs, à la tendre sollicitude des familles, à l'organisation des maisons d'aliénés, sur lesquelles tant de personnes ont les yeux ouverts, à l'intérêt des chefs de ces maisons, à la publicité de la presse. La corruption est donc bien grande chez nous, les crimes contre la liberté individuelle, sous prétexte de folie, sont donc bien fréquents.

On peut résumer en peu de mots le projet de loi présenté par le gouvernement et les rapports faits aux Chambres,

L'insuffisance de l'ancienne législation, la nécessité de venir au secours des aliénés sont nettement exprimées dans l'exposé des motifs, par le gouvernement. Les aliénés, dit le rapporteur de la Chambre des Députés, sont des malades qu'il faut soigner comme les autres malades. Il faut créer des asiles appropriés à leur état, surveillés par l'autorité, mais d'un accès libre et facile. L'interdiction est remplacée par des voies légales, moins lentes et moins solennelles que les formes judiciaires. Le rapport fait à la Chambre des Pairs, est remarquable par un luxe de prescriptions préventives, de visites et de contrôles contre des abus que tout le monde reconnaît ne pas exister.

Passons à l'examen des articles du projet de la loi amendé par la Chambre des Pairs et soumis de nouveau à la Chambre des Députés.

ART. II.

Les établissemens publics des aliénés sont placés sous la direction de l'autorité publique. Si par autorité publique, le projet entend le gouvernement, on demande pourquoi ces établissemens sont placés sous une autre direction que celle des hôpitaux, pourquoi cette exception sans utilité, qui entretiendra des préjugés funestes. Un établissement créé par une commune, par un département, soutenu de leurs deniers ne sera point dirigé par l'administration locale qui l'a fondé et qui paie ses dépenses? Il y a là un principe de ruine, un principe qui découragera le zèle et le bon vouloir pour de nouveaux sacrifices; la surveillance du gouvernement, soit, mais la direction! un établissement créé par une commune, par un département, est une propriété collective qui doit être gouvernée par ses créateurs, de même qu'un établissement privé est dirigé par son propriétaire.

Art. IV.

Bien convaincu que la loi ne saurait rendre trop facile le placement d'un aliéné dans une maison publique ou privée où il doit être traité, j'ai appelé plus que tout autre la surveillance et la responsabilité sur les chefs de ces établissements ; mais le projet de loi n'exagère-t-il point les moyens de surveillance ? En effet, des visites doivent être faites par

Le préfet et ses délégués ;

Les délégués du ministre de l'intérieur ;

Le président du tribunal ;

Le procureur du roi et ses délégués ;

Le juge-de-paix ;

Le maire de la commune.

Ajoutez les visites des administrateurs des hospices ou des membres des commissions spéciales de surveillance des maisons d'aliénés.

Ajoutez encore les visites qui doivent être faites par des délégués du préfet dans les trois jours qui suivent l'admission de chaque malade.

Que de visites, que de visiteurs ! prisons d'état, prisons criminelles, furent-elles jamais soumises à de plus nombreuses inspections ? Que d'individus admis dans le secret d'une maladie que tout le monde cherche à cacher !

Avant d'apprécier l'utilité de ces visites, il est bon de signaler le mal qu'elles feront.

Il est d'expérience que la visite journalière du médecin provoque une sorte d'excitation générale parmi les aliénés, surtout parmi les femmes, quelqu'habitués que soient ces malades à ces visites.

Lorsque les administrateurs, les membres des commissions de surveillance, visitent les établissements d'aliénés, ils sont témoins de l'excitation que leur présence provoque. Il en est de même lorsque les autorités supérieures se rendent dans ces établissements.

Les nombreuses commissions des Chambres et du gouvernement qui, depuis trois ans, ont visité l'établissement de Charenton, ont pu se convaincre elles-mêmes de la tumultueuse agitation excitée par leur présence chez les aliénés de cette maison.

Toutes les fois que des étrangers parcourent nos établissements d'aliénés, ils y provoquent une grande perturbation; et ce résultat est si évident que, parmi les améliorations introduites dans ces établissements, l'exclusion des visiteurs fut une des premières.

Que sera-ce lorsque les aliénés sauront que des visiteurs parcourent l'établissement pour recevoir leurs *plaintes* et leurs *réclamations*? Combien de fois n'ai-je pas vu les aliénés de nos hospices préparer, plusieurs jours d'avance, des demandes, des plaintes, des réclamations, des dénonciations, étant prévenus de la visite d'un ministre! Combien de fois, après la visite, n'ai-je point été menacé par ceux qui avaient remis leur factum et qui espéraient obtenir une prompte satisfaction.

Ces visites détruiront infailliblement l'ordre, la paix, la subordination si nécessaires dans tout établissement d'aliénés; elles affaibliront la confiance pour les chefs, décourageront ceux-ci, leur feront perdre leur ascendant moral si précieux pour la direction des idées, des affections et des actes des malades qu'ils doivent guérir. Quelle autorité restera-t-il au médecin après qu'il aura été dénoncé aux visiteurs en présence de tous ses malades, et accusé d'être injuste, partial, tyran, barbare, etc.?

N'a-t-on pas vu des fous se blesser eux-mêmes pour

accuser ceux qui les servent? Presque tous ces malades ne sont-ils pas mécontents des soins qu'on leur donne? Plusieurs sauront dissimuler leur délire, afin de mieux convaincre les personnes de qui ils espèrent obtenir la liberté ou tout autre objet de leurs désirs insensés.

A défaut d'ascendant moral dont les chefs seront dépouillés, ne seront-ils pas contraints de recourir à la force matérielle pour maintenir l'ordre et la subordination parmi des malades si portés au désordre et si avides d'indépendance et de liberté? Mais, dit un médecin que je craindrais de nommer, en rejetant sur l'autorité l'odieux du séjour d'un aliéné, ma responsabilité est sauvée à ses yeux. Il ne m'accuse plus. Je plains sincèrement le médecin qui n'a d'autre ressource dans l'esprit pour conserver son influence. Espère-t-il détruire les inquiétudes d'un fou qui craint la prison, la condamnation ou la mort, en disant à ce malheureux : C'est le procureur du roi, le président du tribunal qui vous retiennent ici?

En multipliant les visiteurs, ne craint-on pas qu'il s'en rencontre parmi eux qui aient le désir de tout voir, de tout entendre, de tout croire, de tout réformer, qui contrarieront d'abord par zèle, puis par prévention, bientôt par *humeur* ou par *contrariété*? Ne craint-on pas des collisions? si le médecin est indifférent, il laissera faire; s'il est zélé, il s'irritera et sera blessé, et dans ces deux cas, les visites auront des conséquences déplorables et causeront de graves perturbations. Ce luxe de visiteurs contraste singulièrement avec ce qu'on lit dans le premier rapport à la Chambre des Pairs, page 26: « Votre commission « ne s'est pas dissimulé, que cette contre-visite ne

« saurait produire de grands résultats; car ce n'est pas « le médecin du dehors qui ne verra le malade que « peu d'instants, qui pourra prononcer en parfaite « connaissance de cause, sur son état. Pour bien juger « de la situation morale d'un aliéné, il faut vivre avec « lui, l'étudier à chaque instant, suivre ses mouvements « et surprendre jusqu'à ses monologues.... C'est dès-« lors dans la responsabilité grave et sérieuse des « chefs d'établissement, que votre commission devait « placer la principale garantie de la liberté individuelle « et des intérêts des familles. »

Le petit état de Genève n'a admis dans sa loi nouvelle sur les aliénés, que deux sortes de visiteurs: le lieutenant de police et le procureur du roi, ou leurs délégués et leurs substituts sont seuls chargés de visiter ces établissemens. En faisant connaître à un si grand nombre de visiteurs l'état d'un aliéné, le secret des familles, que le projet de loi semblait vouloir respecter, ne serait-il point trahi? Toutes ces visites laisseront dans l'esprit de l'aliéné guéri des souvenirs fâcheux et quelquefois funestes. La plupart des convalescents conservent un sentiment pénible de leur maladie. Ils restent long-tems affligés de leur divagation, sont honteux de l'état de dégradation auxquels ils viennent d'échapper, et craignent de se montrer à ceux qui les ont visités pendant leur délire. Que résultera-t-il encore de cette divulgation? Que les familles préféreront conserver leurs malades, dussent-ils ne pas guérir. Combien de pères et de mères j'ai entendu s'écrier: *je préférerais mille fois que mon fils fût mort*. C'est le cri du désespoir. La publicité des formes judiciaires est la cause pour laquelle les familles ont tant de répugnance pour recourir à l'interdiction; les exigences de la nouvelle loi n'auront-elles pas des inconvénients semblables, et ne provoqueront-elles pas les mêmes répugnances ?

On se demande encore pourquoi les juges de paix sont ajoutés aux visiteurs. C'est une imitation anglaise. Mais en Angleterre, les juges de paix réunissent aux fonctions judiciaires les fonctions administratives. Ce sont de hauts fonctionnaires, pris dans les premières classes de la société et bien supérieurs aux petites passions qui agitent les localités. En France, les juges de paix appartiennent à l'ordre judiciaire ; ils n'ont point d'autorité préventive ; cependant ils seront obligés de visiter les établissements d'aliénés, quoique MM. les rapporteurs des deux Chambres soient unanimes, pour écarter autant que possible l'intervention judiciaire dans tout ce qui ne regarde pas la conservation de la fortune des aliénés; n'est-il pas à redouter que des visites trimestrielles, imposées au procureur du roi, ne persuadent à beaucoup d'aliénés qu'ils sont au pouvoir des tribunaux? Cette conviction augmentera leurs inquiétudes, leur délire, et aggravera leurs appréhensions chimériques.

A tous ces visiteurs, pourquoi ne point préférer les membres des conseils des hospices, ou des commissions de surveillance des établissements d'aliénés ? Ces visites faites par des administrateurs bénévoles ne blesseront pas la susceptibilité des malades, n'irriteront pas leurs inquiétudes, n'inspireront aucune crainte; elles seront toutes paternelles, toutes bienveillantes pour les malades, et offriront de suffisantes garanties à la société en les combinant avec le contrôle de l'autorité judiciaire. Cette opinion ne m'appartient pas; elle appartient à un homme qui, pendant quinze ans, a rempli les fonctions administratives les plus élevées, et a concouru à toutes les améliorations d'humanité qui ont eu lieu pendant sa longue et honorable administration. En Amérique, ce sont les administrateurs des pauvres qui surveillent les établissements et les intérêts des aliénés. Cette disposition ferait rentrer les aliénés dans tous les droits des autres malades, et détruirait bien des préjugés funestes à ces malheureux.

Art. V.

Nul ne pourra diriger, ni former un établissement d'aliénés sans l'autorisation du gouvernement.

Occupé de trop grands intérêts, beaucoup trop éloigné, le gouvernement sera obligé de s'en remettre à des subalternes salariés, ou aux autorités locales; tel homme qui n'a que des vues honorables et utiles sera obligé de venir à Paris et sera supplanté par un intrigant; le gouvernement s'informera-t-il auprès des autorités locales? celles-ci seront en réalité les arbitres de l'autorisation; pourquoi ne pas leur laisser le droit de prononcer directement? ne sont-elles pas à portée de juger de l'utilité et de l'opportunité de l'établissement projeté? ne peuvent-elles pas mieux apprécier l'instruction et la moralité du demandeur? La loi d'ailleurs ne les rend-elle pas responsables et surveillants de tout ce qui intéresse la salubrité et la sûreté de leurs administrés? Les prétentions de celui qui aura obtenu l'autorisation du gouvernement, en imposera aux autorités locales. La surveillance immédiate qu'elles ont le devoir d'exercer sur ces maisons, sera déconcertée et affaiblie. Le chef se croira puissant de l'appui de l'autorité supérieure, et en appellera à toute occasion à cette même autorité, qui lui aura accordé une première faveur.

Le gouvernement insiste et se réserve le droit d'autoriser les établissements privés, pour prévenir les fâcheux effets des passions locales, tandis qu'il ne craint point d'introduire ces petites passions dans l'intérieur de ces mêmes établissements, en y appelant des visites sans cesse renouvelées.

§ II. Les établissements privés consacrés au traitement d'autres malades ne pourront recevoir les personnes atteintes d'aliénation mentale à moins qu'elles ne soient placées dans un local entièrement séparé.

Le premier projet de la commission de la Chambre des Députés interdisait aux établissements privés, consacrés au traitement d'autres maladies, la faculté de recevoir des personnes atteintes d'aliénation mentale. Chacun applaudissait à cette sage disposition, qui avait été longuement discutée dans le sein de la commission. Mais dans le second rapport, l'amendement de la Chambre des Pairs, qui autorise la commensalité des aliénés avec d'autres malades, est conservée sous le prétexte que cette exclusion peut gêner la liberté des familles. Est-ce bien le vrai motif de l'adoption de cet amendement? n'a-t-on pas craint plutôt de blesser des intérêts acquis ?

Un établissement d'aliénés qui fait partie d'un autre établissement est une combinaison mauvaise et dangereuse. Il y a bien des années que les graves inconvénients qui en résultent ont été signalés. Ce qu'on pourrait permettre aux hospices et à un petit nombre de grands établissements ne peut être accordé aux maisons de santé ordinaires, même en prescrivant des bâtiments séparés pour les isoler ; nos hospices ont de vastes locaux qui permettent de séparer les habitations des aliénés, de les distribuer pour leur usage et de les pourvoir de tous les moyens de traitement; mais un établissement où on élève des jeunes personnes et où l'on admet des aliénés est un mal présent dont les conséquences morales sont graves. Un établissement élevé par des particuliers et destiné à recevoir des malades de toutes sortes, des femmes en couches, des enfants, comme cela a lieu dans les maisons de santé ordinaires, offrira une réunion scandaleuse et funeste, si elle admet des aliénés, même en plaçant ceux-ci dans un local séparé; un particulier pourra-t-il réunir dans ce local les conditions pour conserver et surtout pour traiter ces malades? Il ne faut pas perdre de vue qu'aujourd'hui les aliénés ne peuvent plus être ni logés, ni soignés, ni traités, comme il y a cinquante ans. Il faut bien savoir que la distribution d'une maison destinée au traitement de la folie est l'agent de guérison le plus énergique et le plus efficace; qu'il faut de grands espaces et des bâtiments séparés les uns des autres. On espère que les familles pourront mieux conserver le secret de leur malheur: l'on se trompe étrangement. Les aliénés admis dans un même établissement qu'habitent des gens sains d'esprit, sont pour ceux-ci des points de mire, des sujets de conversation dont on ne craint pas de parler à tout venant, parce qu'on n'a point un intérêt commun à se taire sur cet état.

Art. VIII.

§ I. La demande d'admission sera écrite et signée par celui qui fera effectuer le placement.

La demande doit être écrite, mais dans un grand

nombre de cas le demandeur ne saura que signer. Le malade alors sera-t-il rejeté? les pauvres seront dans un grand embarras.

Le demandeur doit énoncer son degré de parenté avec l'aliéné. Pourquoi cette révélation, qui n'ajoute rien à la nécessité de l'isolement? elle répugnera à beaucoup de monde. Peu de gens veulent avouer qu'ils ont des parents aliénés. Qui voudra se délivrer à lui-même une pareille attestation? Il résultera de cette exigeance que tel parent qui, par la confiance qu'il inspire au malade, l'eût conduit sans contrainte, sans contrariété, s'y refusera, reculant devant la déclaration de parenté.

§ II. Le certificat du médecin doit constater la nécessité de faire traiter la personne désignée dans un établissement d'aliénés et de l'y retenir. Il y a évidemment ici un vice de rédaction. La personne dont on demande l'admission peut n'avoir pas besoin de traitement; cependant il peut être nécessaire de la placer; le certificat médical doit donc constater la nécessité du traitement pour les uns, et seulement la nécessité du renfermement pour les autres. Ce même paragraphe dit que le certificat ne pourra être admis s'il est signé par un médecin attaché à l'établissement. Cette restriction peut être justifiable pour les établissements privés, mais rien ne la motive pour les établissements publics; elle jettera les familles dans de grands embarras et dans des dépenses. Un malade est aliéné : on appelle le médecin attaché aux établissements destinés au traitement de cette maladie; ce médecin juge que l'isolement est nécessaire et urgent; il est parent ou allié du chef de l'établissement. La famille devra appeler un second médecin pour faire le certificat d'admission : je suis médecin en chef de Charenton, et un certificat qui constatera la nécessité et l'urgence d'admettre un aliéné dans cette maison sera suspect et sans valeur. Il en sera de même des médecins des autres établissements publics. On conduit à St.-Venant, à Armentières, un aliéné pour consulter les médecins de ces établissements. Ces médecins jugent qu'il y a urgence de faire entrer les malades dans les maisons confiées à leurs soins. Le malade ne pourra être admis; mais il n'y a pas d'autre médecin dans le pays ; que fera sa famille ?

Si le médecin signataire du certificat est parent ou allié au second degré inclusivement des chefs ou des propriétaires des établissements, le malade sera refusé. Cette précaution est tout au moins injurieuse. Le chef d'un établissement malhonnête homme, qui voudrait abuser de sa position, aurait le soin de faire faire le certificat par tout autre que par un parent. Cette disposition est dans le bill anglais. Plusieurs motifs qui n'existent point en France ont dû la faire adopter en Angleterre, où les fous sont généralement admis dans des maisons privées.

Le dernier paragraphe de cet article VIII porte qu'en cas d'urgence, les chefs des établissements publics pourront admettre sans certificat médical. Tel aliéné, très calme, presque raisonnable, court les plus grands dangers et peut compromettre l'existence de ceux qui l'entourent, et même l'ordre public, s'il n'est promptement isolé. Mais cette disposition fâcheuse ne peut être appréciée par tout le monde. Voilà un exemple qui prouve qu'il faut bien consentir à un peu d'arbitraire dans la conduite à tenir à l'égard de quelques aliénés. Si cette vérité est applicable dans les établissements publics, pourquoi ne le serait-elle pas dans les établissements privés, en exigeant d'eux les mêmes déclarations qu'on exige des premiers?

Le paragraphe IV ne désigne pas suffisamment le lieu d'où sont les préfets, les sous-préfets, les maires auxquels devront être envoyésles bulletins d'admission. Ce lieu est sans doute celui où l'établissement existe; mais cela n'est pas clairement énoncé. Dans les vingt-quatre heures après l'admission, le médecin doit rédiger un certificat qui sera envoyé à l'autorité avec le bulletin d'entrée. Rarement ce certificat pourra-t-il exprimer l'état mental de l'aliéné : l'appréciation de cet état est souvent très difficile; l'admission le modifie presque toujours, et suspend la manifestation du délire pendant un temps plus ou moins long. Si l'on n'accorde trois jours d'examen, le médecin sera exposé à se tromper fréquemment.

Si une personne qui a déjà été aliénée ou qui a une folie intermittente ressent les préludes d'un nouvel accès, ne pourra-t-elle se présenter spontanément dans une maison privée et y être admise sans être obligée de révéler à un tiers le nouveau malheur qui la menace; peut-être il lui suffira de peu de jours passés dans le calme et le repos, assistés de bons conseils pour conjurer l'accès; jai vu tel malade qui n'avait que le tems d'arriver dans une maison d'où il était déjà sorti plusieurs fois, et l'accès eût éclaté, si des démarches obligées eussent retardé son admission.

Art. IX.

Dans les trois jours de la réception du bulletin d'admission d'un aliéné dans un établissement privé, le préfet enverra un ou plusieurs hommes de l'art pour visiter la personne désignée dans le bulletin et pour constater son état mental. Cela se fait dans le département de la Seine depuis 1809. Cela a suffi pour prévenir les admissions arbitraires ; il était désirable que cette sage mesure fût généralisée par tous les établissements du royaume, et fît disparaître les obstacles administratifs qui variaient dans chaque département et faisaient obstacle au libre et facile placement des aliénés. Ce même paragraphe se termine par les mots suivants : « Il (le préfet) pourra leur (les hommes de l'art) adjoindre une personne qu'il désignera. » C'est encore une prescription du bill de 1828 que Monsieur le commissaire de la Chambre des Pairs semble vouloir faire entrer par amendement dans la loi française. Si les hommes de l'art n'ont pas la confiance du préfet pourquoi les choisir? s'ils ont sa confiance pourquoi une adjonction superflue et blessante ?

Art. X.

Le préfet notifiera administrativement les noms, prénoms, profession, etc., de l'aliéné nouvellement admis : 1° au procureur du roi du domicile de l'aliéné ; 2° au procureur du roi de l'arrondissement où est situé l'établissement.

A quelle fin la notification au procureur du roi du domicile ? que pourra ce procureur du roi souvent très éloigné ? il ne préviendra pas l'isolement puisqu'il ne sera informé qu'après ; il ne surveillera point l'établissement, puisque c'est la mission des autorités locales. Cette notification dans bien des cas sera la source d'accidents fâcheux et même graves en révélant dans une ville, dans une contrée, une maladie que la famille a intérêt de cacher; cet intérêt n'est pas toujours un préjugé : une jeune personne est prise tout à coup de manie; dans leur tendre sollicitude son père et sa mère transportent la malade au loin, soit pour soustraire son état à ses concitoyens, soit pour la conduire auprès des médecins qui doivent la guérir; rendue à la santé, cette jeune personne rentre dans le domicile paternel. La loi lui apprend que dans le pays qu'elle habite l'on est officiellement instruit qu'elle a été folle; cette révélation peut empoisonner le reste de sa vie, l'expose à une convalescence orageuse, et peut-être aux récidives.

Mais cette communication au procureur du roi du domicile sera, dit-on, ensevelie dans le secret : qui le croira? La crainte que le secret ne soit révélé produira des effets semblables.

Art. XI.

§ II. Le médecin sera tenu de consigner sur le registre des admissions, une fois au moins tous les mois, les changements survenus dans l'état mental de chaque malade. Quel peut être le but de cette prescription? Si cette inscription est laconique, elle est inutile; si elle est détaillée, c'est un long travail imposé au médecin. Cette inscription, ou mieux cette annotation faite aujourd'hui, se trouvera fausse le lendemain. Elle oblige le médecin déjà chargé de tant d'écritures, à un travail mensuel indépendamment de celui qu'il fait tous les jours en recueillant des notes sur chaque malade, pour y recourir dans l'occasion. C'est un devoir de conscience utile au succès de sa pratique. L'inscription mensuelle ne profitera à personne, ni au malade, ni au médecin, ni à l'autorité. Ces notes seront faites par des subalternes.

Art. XIII.

Toute personne placée dans un établissement d'aliénés, cessera d'y être retenue dès que les médecins de l'établissement estimeront qu'elle est guérie; dès que sa sortie sera requise par sa famille, le curateur, par l'époux ou l'épouse, par un des ascendants ou descendants, un des frères ou sœurs, et à défaut de parents, par toute autre personne à ce autorisé par le conseil de famille.

En Allemagne, avant de rendre un aliéné à la liberté et au libre exercice de ses droits civils, le convalescent obtient le séjour provisoire dans sa famille afin d'essayer ses forces intellectuelles et affectives. Cette sage précaution prévient les récidives, des accidents graves et des malheurs irréparables. Souvent un aliéné paraît guéri, mais il ne serait pas prudent de le laisser seul livré à lui-même. La loi devrait exiger qu'à sa sortie il fût remis entre les mains et sous la surveillance temporaire de ses parents. Au reste, cette précaution est applicable d'après le présent article aux aliénés réclamés, pourquoi ne le serait-elle pas à ceux qui doivent sortir dès que le médecin à constaté la guérison?

Art. XVI.

« Le préfet pourra toujours ordonner la sortie immédiate des personnes placées volontairement dans des établissements d'aliénés. »

Et si l'aliéné se trouve dans les conditions prévues

dans le 2e paragraphe de l'article XIV, l'ordre du préfet serait-il immédiatement exécutoire?

Cette faculté donnée au préfet aura de déplorables inconvénients. Je pourrais rapporter des faits constatant des meurtres et des suicides commis par des aliénés tranquilles en apparence, dont l'administration avait ordonné la sortie. Le préfet peut être trompé par le rapport des individus qui réclament la liberté d'un aliéné pour abuser de sa situation mentale. Il est des individus qui s'offriront pour faire cesser l'isolement et qui rançonneront celui dont ils auront surpris la confiance. Au moment où j'écris, les tribunaux ont à prononcer sur la validité du testament d'un aliéné, qui depuis plusieurs années était dans la maison de Charenton; un parent a obtenu sa sortie et s'est fait déclarer légataire universel de l'aliéné, qui s'est brûlé la cervelle le lendemain de la rédaction du testament.

Les sorties ordonnées par le préfet devraient être toujours précédées de l'avis motivé du médecin, sauf au préfet, sur sa responsabilité de passer outre; l'expérience des malheurs arrivés après des sorties prématurées ou ordonnées par l'autorité mal informée devrait laisser au médecin et au directeur de l'établissement un temps moral pour éclairer le préfet sur le véritable état du malade et sur l'opportunité ou les dangers de sa sortie. Les médecins sont instruits d'une multitude de particularités, et souvent de beaucoup de secrets qui devraient influer toujours sur les déterminations de l'autorité relatives à la mise en liberté de ces malades.

Art. XVIII.

Pourquoi ne pas laisser dans tous les cas au maire

du domicile le pouvoir d'ordonner l'isolement, à la charge par lui d'en référer aussitôt au préfet. L'intervention du préfet sera souvent dans les campagnes d'une grande difficulté pour les familles pauvres et une occasion de dépenses. Un père de famille obligé de travailler tous les jours, sera forcé de traverser son département pour aller réclamer du préfet l'ordre de faire entrer son fils aliéné, dans un établissement. Outre la perte du temps avant d'effectuer l'isolement, et du produit journalier de son travail, ne perdra-t-il pas le produit du travail de ses autres enfants occupés à soigner le malade? voilà une perte immense que préviendrait l'ordre du maire du domicile, qui d'ailleurs serait plus que le préfet en mesure de juger de la nécessité de l'isolement et de l'état d'indigence de l'aliéné et de sa famille.

Art. XXI.

Les procureurs du roi seront informés de tous les ordres donnés en vertu des articles XV, XVI, XVII et XVIII. Ce premier paragraphe offre une omission qui paraît le rendre incomplet. Il ne désigne pas le lieu qui est soumis à la juridiction des procureurs du roi auxquels doivent être faites les notifications.

§ 2. Ces ordres seront notifiés au maire du domicile des personnes soumises au placement, qui en donnera immédiatement avis aux familles, mais les familles n'habitent pas toujours la même commune que l'aliéné; souvent elles sont dispersées. J'ai signalé les dangers de ces notifications, p. 31, art. IX.

§ III. Il en sera rendu compte au ministre de l'intérieur. A quelle fin ce compte sera-t-il rendu? Ces communications transmises de divers départements causeront des frais, s'égareront dans des cartons sans avoir de but utile. Espère-t-on en retirer des documents? que l'on ne s'y fie point, ils n'offriront de positif que le nom, l'âge, le sexe des aliénés admis et la date de leur sortie. Tous autres éléments de statistique, ne sauraient offrir quelque confiance. Ils ne sauraient être profitables qu'entre les mains des médecins qui les auront recueillis à l'aide du temps et de l'observation.

Art. XXV.

§ IV. Toutes requêtes, toutes réclamations adressées au président du tribunal civil et au procureur du roi ne pourront être supprimées ou retenues par les chefs d'établissements, sous les peines portées au titre III ci-après.

Ce paragraphe ne désigne pas suffisamment quel est le tribunal auquel appartiennent les présidents et les procureurs du roi; c'est sans doute le tribunal auquel ressort la commune où est situé l'établissement. Le même paragraphe suscitera bien des embarras et bien des anxiétés au président du tribunal et au procureur du roi, si toutes les requêtes et toutes les réclamations des aliénés d'un établissement un peu nombreux leur sont adressées. Le législateur ignore qu'il est des aliénés qui du matin au soir rédigent des enquêtes, des réclamations et des protestations; les unes sont illisibles, les autres sont inintelligibles; enfin quelques-unes sont rédigées de manière a en imposer; elles tourmenteront les magistrats qui, ne connaissant pas l'état mental des malades, pourront croire à un isolement injuste.

Les chefs qui voudront se débarrasser des tracasseries incessantes, provoquées par ces écrits, refuseront aux malades les moyens d'écrire. Si les malades se plaignent de ce refus aux visiteurs institués par la loi, à qui s'en prendront ceux-ci ? Accuseront-ils les chefs? ordonneront-ils de laisser écrire les réclamants ? Mais les chefs auront mille motifs pour se justifier; mieux que tout autre ils peuvent apprécier ce qu'il convient d'accorder ou de refuser aux malades. En effet il est nuisible à tel ou tel aliéné de le laisser fatiguer son cerveau à écrire et surtout à écrire dans le sens des idées qui le dominent. Qui sera le juge? ce ne peut être le visiteur; il ne connaît point assez l'état mental des malades; il n'est pas responsable. Il n'est pas de chef qui ne puisse rendre inexécutable cet article sans compromettre sa responsabilité.

ARTICLE XXXIV.

« Les significations à faire à une personne placée dans un établissement d'aliénés devront, à peine de nullité, être faites : 1° à son domicile. » Pourquoi cette signification au domicile de l'aliéné? Ce domicile sera quelquefois abandonné des siens; on n'y trouvera personne pour recevoir cette signification, ou elle sera reçue par des subalternes, par des portiers qui ne manqueront pas de la communiquer à tous les voisins : ne suffit-il pas de l'adresser au directeur de l'établissement, à l'administrateur provisoire et au procureur du roi. La loi publiée à Genève sur les aliénés se contente de ces deux dernières significations.

Les occasions d'enfreindre les nombreuses obligations de la présente loi se présenteront si souvent, et les infractions seront si fréquentes que son application ne tardera pas à tomber en désuétude. Les peines imposées sont si graves qu'elles découragent tout homme honorable. On craindra de se mettre à la tête des établissements privés d'aliénés. Ces établissements, qui ont rendu plus d'une sorte de service à ces malades, tomberont entre les mains des spéculateurs et seront confiés à des agents responsables, chacun sait quelle est l'humanité et la délicatesse des spéculateurs.

Si j'avais à exprimer ma pensée, je dirais : tout ce qui est relatif à l'ordre public, à l'intérêt matériel des aliénés, est prévu dans le projet de loi ; mais on n'a pas tenu assez compte des droits de la famille dont on ne ménage pas la susceptibilité en multipliant les moyens de divulgation d'une maladie que chacun veut tenir cachée pour soi et pour les siens. Si c'est un préjugé il mériterait plus de ménagements dans l'intérêt des malades eux-mêmes. Les lois se brisent quelquefois contre les préjugés.

CONCLUSION.

Après avoir pourvu à ce que les établissements fussent assez nombreux pour recevoir les aliénés dont l'admission est réclamée ; après avoir défendu de placer les aliénés dans les prisons ; après avoir assigné des fonds pour subvenir aux dépenses qu'entraîne l'aliéné indigent ; après avoir pourvu à l'administration des biens de l'aliéné sans recourir aux longueurs et à la publicité de l'interdiction, la loi eût satisfait aux espérances et aux vœux des hommes qui se sont le plus occupés du sort de ces malheureux malades ; en généralisant pour tous les établissements les mesures d'admission et de surveillance ordonnées et mises en pratique dans le département de la Seine dans le but de prévenir tout abus relatif à la violation de la liberté individuelle sous prétexte de folie. Cette loi, puisée dans les mœurs et les habitudes de la population de la capitale, aurait pour elle la sanction de quarante ans d'application.

www.ingramcontent.com/pod-product-compliance
Ingram Content Group UK Ltd.
Pitfield, Milton Keynes, MK11 3LW, UK
UKHW012304240726
13966UKWH00004B/1620